AF191354

DMSO und MSM
- Das Praxisbuch -

Wie Sie mit den natürlichen Heilmitteln vielfältige Leiden heilen und zu starker Gesundheit finden - inkl. Anwendungstipps bei Hunden

Felix Dreier

Alle Ratschläge in diesem Buch wurden sorgfältig erwogen und geprüft. Eine Garantie kann dennoch nicht übernommen werden. Eine Haftung des Autors beziehungsweise des Verlags für jegliche Personen-, Sach- und Vermögensschäden ist daher ausgeschlossen.

Alle Rechte, insbesondere das Recht der Vervielfältigung und Verbreitung der Übersetzung, vorbehalten. Kein Teil des Werkes darf in irgendeiner Form (durch Fotokopie, Mikrofilm oder ein anderes Verfahren) ohne schriftliche Genehmigung des Verlages reproduziert oder unter Verwendung elektronischer Systeme gespeichert, verarbeitet, vervielfältigt oder verbreitet werden.

INHALT

Das erwartet Sie in diesem Buch

Dimethylsulfoxid und Dimethylsulfon. Das hört sich nach Chemieunterricht an, ist es im Grunde genommen auch. Doch so langweilig wie Chemieunterricht sind diese Stoffe nicht, ganz und gar nicht. Denn in unserem Körper bewirken sie interessante Prozesse. In diesem Buch erfahren Sie zunächst, um welche Stoffe es sich bei DMSO und MSM handelt, wo sie zu finden sind und vor allem: Wie sie in unserem Körper wirken und in welchen Lebenslagen und Situationen wir sie anwenden können und sollten.

Denn DMSO und MSM haben erwiesene, heilende Wirkungen auf unseren Körper. Sie können für uns reine Nahrungsergänzungsmittel sein, die wir unserem Körper für eine stabile Versorgung zuführen. Sie können mit ihren heilenden Eigenschaften aber auch für kleine Wunder sorgen und uns, begleitend eingenommen, von chronischen und schweren Krankheiten heilen. Dabei ist es erstaunlich, dass wir bei den Substanzen von reinen Naturprodukten sprechen.

Die Natur, die Tiere und schon die Menschen in der Antike wussten, wie wichtig diese Naturvorkommen für den menschlichen Körper sind. Sie erfahren nicht nur, wie die Stoffe in unserem Körper wirken und wieso sie so wichtig sind, sondern auch, wie Sie sie praktisch in Ihren Alltag einbringen können. Mit praktischen Anleitungen und Rezepten zur Herstellung von Tinkturen, Mischen oder Gelen werden Sie bald wissen, wie Sie die Naturheilmittel DMSO und MSM bei Erkrankungen oder präventiven Kuren anwenden können. Denn ob akute Verletzungen, chronische Krankheit oder nur ein leichter Schnupfen, beide Mittel lassen sich sowohl als kleiner Alltagshelfer, aber auch als heilender Begleiter anwenden.

Außerdem erhalten Sie nützliche Tipps darüber, mit welchen anderen Naturheilmitteln, Kräutern oder Spurenelementen DMSO und MSM kombiniert werden können.

Was ist DMSO?

DMSO steht für Dimethylsulfoxid, hierbei handelt es sich um eine chemische Schwefelverbindung. Das Dimethylsulfoxid ist eine farblose Flüssigkeit, die in ihrer reinen Form etwas viskoser, also dickflüssiger als Wasser ist. Das macht die Anwendung der Substanz besonders leicht, da es so leicht verdünnt, aufgetragen und verabreicht werden kann. Die Flüssigkeit hat einen leichten Geruch, der an Zwiebeln oder Knoblauch erinnert. DMSO wird in der Naturheilkunde seit Jahren zu dem Erhalt der Gesundheit, Vorbeugung und Behandlung von Krankheiten eingesetzt.

DMSO ist schon lange ein gängig angewandtes Lösungsmittel in Laboren und der Chemie. Seit den 1980er-Jahren ist es auch in der Pharmakologie angekommen und dort nicht mehr wegzudenken. Besonders die Alternativmedizin ist von der Wirkung des Dimethylsulfoxids überzeugt. Die therapeutische Wirkung des DMSOs wurde im Jahr 1961 entdeckt, als Dr. Stanley Jacob von der Health Science University in Oregon auf der Suche nach einem Konservierungsmittel für Transplantate war. Bei seiner Suche stieß er auf das DMSO und er erkannte sofort, dass es besonders schnell und tief in die menschliche Haut eindringt. Nach dieser Erkenntnis begann er, mit DMSO zu experimentieren, und fand dabei heraus, dass die Flüssigkeit vielseitige Anwendungsmöglichkeiten bietet.

Viele Jahre später machte Dr. Hartmut Fischer das DMSO auch in Deutschland publik. Der Naturwissenschaftler, Chemiker und Heilpraktiker machte bereits während seiner Ausbildung erste Erfahrungen mit DMSO. In den 1990er-Jahren begann er, in der Pharmaindustrie zu arbeiten und sich immer mehr für das Naturprodukt DMSO zu interessieren. Nachdem Dr. Fischer einige Jahre später als Heilpraktiker zu praktizieren begonnen hatte, konnte er das DMSO nun auch praktisch anwenden. Im Jahr 2020 veröffentlichte Dr. Fischer ein umfassendes Buch über die Grundlagen des DMSOs, in dem er über die theoretischen und praktischen Erfahrungen mit den DMSO schreibt.

DMSO ist ein Naturprodukt und hat demnach hat ein natürliches Vorkommen, es entsteht zum Beispiel durch Meeresplankton. Durch den seit Jahren steigenden Bedarf an DMSO wird es mittlerweile industriell hergestellt, da die natürlichen Vorkommen den Bedarf nicht mehr decken. Es wird beispielsweise während der Papierherstellung als Nebenprodukt der Zellstoffherstellung gewonnen.

DIE WIRKUNG VON DMSO

DMSO hat viele herausragende Wirkungen auf den menschlichen Körper. So wirkt es beispielsweise entzündungshemmend, wundheilungsfördernd und immunmodulierend. Es wirkt schmerzlindernd und muskelrelaxierend, weshalb es gern bei Sportverletzungen oder rheumatischen Beschwerden angewendet wird. Hier findet meist durch die Verwendung in Salben oder als Flüssigkeit eine lokale Anwendung über die Haut statt. Auch im Kampfsport erfreut sich DMSO großer Beliebtheit, denn Blutergüsse schwellen ebenfalls durch lokal angewendete Salben, die DMSO enthalten, signifikant schneller ab.

Um die Wirkung von DMSO richtig zu verstehen, ist ein kleiner Ausflug in die Welt der Chemie nötig: Wenn reines DMSO mit Wasser gemischt wird, entsteht eine einzigartige Wirkung: Das DMSO lässt die Temperatur der Lösung spontan und rapide ansteigen. Daran lässt sich erkennen, wie das DMSO wirkt. Die Verbindungen zwischen den Wasserstoffteilchen im Wasser werden vorübergehend gelöst, wodurch die freigesetzte Energie Wärme erzeugt. Dieser Lösungseffekt des DMSOs bietet nicht nur in der Chemie einen positiven Effekt, sondern auch in der Medizin. Denn Wasser ist an jedem chemischen Prozess unseres Körpers beteiligt, dadurch können wir DMSO effektiv und besonders einfach anwenden.

In kleinen Mengen ist die Substanz sogar schon in unserem Körper enthalten. Während es in unserem Körper seine lösende Wirkung entfaltet, wirkt es wie ein Kanalöffner. Es überwindet die menschlichen Membranen schnell und gibt damit auch anderen Substanzen die Möglichkeit, besser in den Körper zu gelangen. Nach der Aufnahme des DMSOs wird es schnell von unserem Körper abgebaut. Schon in 120 Stunden ist es gänzlich aus unserem Körper verschwunden. Dies unterstreicht die Wichtigkeit einer regelmäßigen Einnahme.

Des Weiteren wirkt DMSO antibakteriell, antiviral und antimykotisch, weshalb es gern bei Infekten angewendet wird. Auch eine gefäßerweiternde und gerinnungshemmende Wirkung wird der Substanz nachgesagt. DMSO kann also in sehr vielen verschiedenen Bereichen angewendet werden. In der Schulmedizin hat es bisher noch keine große Beliebtheit gewonnen, doch unter Heilpraktikern ist es ein weitverbreitetes Heilmittel.

Die Anwendungs-
gebiete

D MSO bietet eine riesige Bandbreite an Anwendungsmöglichkeiten, eine reine Auflistung der Behandlungsmöglichkeiten würde wenig Sinn ergeben, doch DMSO lässt sich sowohl innerlich als auch äußerlich auf dem ganzen Körper anwenden. Durch die verschiedenen Wirkungen und Effekte, die alle gleichzeitig wirken, lässt es sich großflächig in die Behandlung verschiedener Symptome und Krankheiten einbinden, ob akute Erkrankungen wie Rückenschmerzen, Muskelschmerzen, Sportverletzungen oder chronische Erkrankungen wie Augenentzündungen oder Darmerkrankungen. Auch bei kleineren, jedoch unangenehmen Problemen ist DMSO ein echter Alltagshelfer. Mit dem breiten Wirkungsspektrum bietet das DMSO auch bei Bienenstichen, Warzen oder eingewachsenen Zehennägeln effektive Hilfe.

Bei der Anwendung, egal, ob äußerlich oder innerlich ist es egal, zu welcher Tageszeit das DMSO genutzt wird. Die Einnahme ist ebenfalls unabhängig von Mahlzeiten oder Getränken. Wichtig ist eine regelmäßige und langfristige Anwendung. Genauso breit wie die Anwendungsmöglichkeiten ist auch der Markt für DMSO-Produkte. Grundsätzlich gilt, je höher der Prozentgehalt des DMSOs, desto höher ist auch die Wirkung. Deshalb sollten Sie vor einer Anwendung die richtige Potenz für das zu behandelnde Problem, bzw. Körperteil finden. Die gängigen Lösungen sind 99 Prozent, 60–70 Prozent, 30 Prozent, 15 Prozent und 3 Prozent. Die Lösungen können Sie entweder fertig kaufen oder Sie mischen diese selbst. Bei der Dauer und Art der Behandlung mit DMSO ist es wichtig, dass Sie auf Ihren Körper und seine Signale achten, eine Behandlung mit DMSO sollte immer intuitiv erfolgen.

Zunächst ist es also wichtig, zu wissen, in welcher Potenz das DMSO angewendet werden soll. Jeder Körperbereich sollte mit einer anderen Lösung behandelt werden. Eine 99-prozentige Lösung wird nur selten genutzt. Viele Anwender bevorzugen eine äußerliche Anwendung von DMSO, da es sehr gut von der Haut aufgenommen wird, der vorhandene Schwefelgeruch nur sehr schwach wahrgenommen wird und schnell wieder verfliegt. Äußerlich wird DMSO häufig zur Schmerzlinderung und zur Muskelentspannung eingesetzt. Sollten Sie also das nächste Mal unter Rückenschmerzen oder einer Sportverletzung leiden, fragen Sie in Ihrer Apotheke nach einer Salbe, die DMSO enthält, oder tragen Sie eine 60-prozentige DMSO-Lösung auf. Eine 60-prozentige Lösung ist für eine äußerliche Anwendung in den Bereichen der Extremitäten, des Rumpfs und der Beine bestens geeignet.

Aber nicht nur bei Rückenschmerzen oder Muskelkater ist DMSO hier die richtige Wahl, auch bei allgemeiner körperlicher Überanstrengung, Prellungen, Schwellungen, blauen Flecken oder Krampfadern bietet Ihnen das DMSO hier Hilfe. Dabei tragen Sie die Lösung großflächig auf die betroffene Körperstelle auf und lassen es 20 bis 30 Minuten einwirken. Die großflächige Behandlung ist besonders wichtig, um das umliegende Lymphsystem zu aktivieren. Sollte beispielsweise Ihr Handgelenk betroffen sein, tragen Sie die DMSO Lösung nicht nur auf das Handgelenk auf, sondern auch auf die Handfläche und einen großen Teil des Unterarms auf.

Für die Anwendung im Gesicht oder bei offenen Hautstellen sollte eine 30-prozentige Lösung verwendet werden. Im Gesicht- und Halsbereich können Sie das DMSO bei Hauterkrankungen wie beispielsweise Neurodermitis oder Rosaceae anwenden. Es lindert den Juckreiz und lässt Rötungen zügig abklingen. Zudem wird die Wundheilung an offenen Hautstellen, ob im Gesicht oder an anderen Körperstellen, beschleunigt. Massieren Sie das DMSO, je nach Schwere der Erkrankung, ein- bis zweimal täglich in die Haut ein und lassen Sie es ein 20 bis 30 Minuten einwirken. Bei frischen Narben, die vielleicht noch nicht ganz verschlossen sind, sollten Sie auf das Einmassieren verzichten und die Narbe nur mit der Lösung beträufeln.

Sollten Sie noch Fäden in einer frischen Operationsnarbe haben, ist die Anwendung auch hier kein Problem. Nutzen Sie das DMSO zur schnellen Wundheilung und tropfen Sie es mehrmals täglich auf die Narbe. Durch die Anwendung an offenen Wunden und Narben profitieren Sie nicht nur von der schnelleren Wundheilung, sondern auch von der entzündungshemmenden Wirkung. Außerdem beugen Sie so unschöner Narbenbildung vor. Durch das DMSO werden Viren und Bakterien, die eventuell in die Wunde gelangt sind, abgetötet, so wird einer Entzündung vorgebeugt. Um die Wunde mit DMSO zu reinigen, bietet sich ebenfalls eine Kombination mit Wasserstoffperoxid an.

Für Nasen- oder Ohrentropfen wird eine 15-prozentige DMSO-Lösung empfohlen. Durch die Anwendung von DMSO Nasen- und Ohrentropfen bei Infekten profitieren Sie von der entzündungshemmenden und abschwellenden Wirkung. Hierbei sollten Sie jedoch nicht lange warten, bis die Nase ganz verstopft ist und Sie nicht mehr richtig dadurch atmen können. Bereits beim ersten Anflug eines Infekts oder einer Ohrenverstopfung können Sie mit der Anwendung der Tropfen beginnen. Die entzündungshemmende Wirkung wird dadurch die kommende Infektion mildern oder sogar ganz aufhalten.

Doch nicht nur bei einer Erkältung im Winter, sondern auch bei dem nächsten Heuschnupfen-Schub im Frühling kann Ihnen das DMSO Erleichterung verschaffen. Auch hier gilt, warten Sie nicht erst darauf, bis die Nase juckt, läuft und trocken ist. Fangen Sie bereits vor dem ersten Pollenflug mit einer regelmäßigen Gabe der Nasentropfen an. Auch für alle anderen Körperöffnungen und Schleimhäute ist eine 15-prozentige Lösung die richtige Wahl. So können Sie mit der Lösung beispielsweise einen Scheidenpilz behandeln, tränken Sie die Lösung dafür gemeinsam mit einem Schuss Kokosöl in einen Tampon und führen Sie diesen für einige Stunden ein. Wiederholen Sie diese Anwendung für einige Tage. Behalten Sie jedoch zwei bis drei Stunden Pausen zwischen den Behandlungen bei.

Auch in einer ganz anderen Körperregion, nämlich dem Mund, wirkt das DMSO wahre Wunder. Als tägliche Mundspülung ist es eine hervorragende Mundhygiene, beugt Zahnfleischbluten,

Zahnfleischirritationen und Entzündungen vor. Für diese genannten, besonders empfindlichen Körperregionen sollte die Mischung des DMSOs mit einer sterilen Kochsalzlösung erfolgen.

Pures DMSO, also eine 99,9-prozentige Lösung, wird nur sehr selten und auch nur punktuell angewendet. Punktuelle Anwendung bedeutet, dass die Lösung mithilfe eines Wattestäbchens oder Holzstäbchens aufgetragen wird. Die zu behandelnde Hautstelle sollte nicht größer als 5 cm sein. Nach der Anwendung sollten Sie sich gründlich die Hände waschen. Die pure Lösung bietet sich beispielsweise für die Behandlung von Insektenstichen an. Hierbei tropfen Sie direkt nach dem Stich, punktuell, über ein bis zwei Tage pures DMSO auf den Stich auf. Die entzündungshemmende und abschwellende Wirkung wird den Juckreiz und die Schwellung des Stichs schnell zurückgehen lassen.

Auch Herpes, Warzen und Hühneraugen lassen sich genauso mit einer 99-prozentigen Lösung behandeln. Sofort nach dem Auftreten einer Warze oder des Lippenherpes sollte mit der Behandlung begonnen werden. Sie sollte innerhalb von ein bis zwei Tagen ihre Wirkung zeigen.

Tupfen Sie dabei mehrmals täglich pures DMSO auf die betroffene Hautstelle auf.

Narben sind ebenfalls für viele Menschen unschöne Hautbegleiter. Ältere Narben, die einfach nicht verblassen wollen, können Sie regelmäßig mit purem DMSO behandeln, das DMSO sollte dabei gut auf die Narbe massiert werden. Das Narbengewebe wird bei regelmäßiger Anwendung weicher und die Haut beschleunigt den Erneuerungsprozess, weshalb die Narbe sich nach und nach wieder dem Hautbild anpassen wird. Dabei spielt es keine Rolle, wie alt die Narbe ist, auch bei sehr alten Narben wird das DMSO seine Wirkung erzielen. Doch hier spielt nicht nur die Schönheit eine Rolle, denn auch die Funktionen der Haut werden wieder hergestellt. Viele Anwender berichten neben dem optischen Effekt auch über neue Sensibilisierung des Narbengewebes. Die Zellerneuerung schafft also nicht nur neue Hautzellen heran, sondern sorgt auch für ein Auffrischen der Durchblutung und der Nervenbahnen auf der Haut. So ist es je nach Narbe, Bindegewebe und Anwendung gut möglich, dass beispielsweise eine geschwulstartige Narbe bald komplett verschwindet. Oder es wachsen wieder Haare auf altem Narbengewebe, auch das Taubheitsgefühl auf Narben kann durch eine regelmäßige Anwendung mit DMSO verschwinden. Sehr frische Narben sollten jedoch nicht mit purem DMSO behandelt werden, hier sollten Sie lieber zu einer 15-prozentigen Lösung greifen.

DMSO AUGENTROPFEN

Wer zu Augentropfen greifen möchte, sollte eine 3-prozentige Lösung benutzen. Hierbei ist zu beachten, dass die Anwendung und die Wirkung von Augentropfen mit DMSO ein Alleinstellungsmerkmal haben und großen Erfolg erzielen. Denn DMSO-Augentropfen können unterstützend zur Heilung, jedoch auch zur Vorbeugung angewendet werden. Nicht nur bei Augeninfekten wie einer Bindehautentzündung können die DMSO-Augentropfen helfen, sondern auch bei müden und trockenen Augen, die häufig durch zu langes Arbeiten am Bildschirm hervorgerufen werden. Auch bei chronischen Augenerkrankungen wie Grünem und Grauem Star können die Augentropfen mit ihrer heilenden Wirkung unterstützen. Außerdem werden sie häufig bei erhöhtem

Augeninnendruck, bei geschädigter Netzhaut, Retinitis pigmentosa (zerstörte Netzhaut), Hornhauttrübung, Augentrockenheit und allergischen Reaktionen der Augen angewendet. Weiterhin unterstützen die DMSO-Augentropfen den Selbstreinigungsprozess der Augen, sie können also bei immer wiederkehrenden Augeninfektionen oder Allergien regelmäßig zur Vorbeugung angewendet werden.

Je nach Art der Anwendung sollten die 3-prozentigen DMSO-Augentropfen zwei- bis achtmal täglich angewendet werden. Zur Prävention von Augeninfekten reicht es, wenn Sie die Tropfen zwei- bis dreimal am Tag anwenden. Dabei sollte jedes Auge mit einem Tropfen benetzt werden. Wenn sich eine Infektion durch juckende oder trockene Augen ankündigt, erhöhen Sie die Gabe auf fünfmal täglich.

Eine klinische Studie der Universität Oregon zu dem Selbstreinigungsprozess der Augen hat bewiesen, dass DMSO-Augentropfen den Prozess signifikant verbessern und es so hilft, immer wiederkehrende Augeninfektionen vorzubeugen.

INNERLICHE ANWENDUNG

Eine weitere Möglichkeit, DMSO anzuwenden, ist, es innerlich anzuwenden. Dazu stellen Sie eine Trinktinktur her. Dies bietet sich besonders bei Stoffwechselerkrankungen oder Störungen des Magen-Darmtrakts an. Auch wenn der ganze Körper, beispielsweise bei einer Autoimmunkrankheit, betroffen ist, ist eine innerliche Anwendung zu empfehlen. Also immer dann, wenn eine Krankheit oder ein gesundheitliches Leiden innerlich stattfindet, ist auch eine innerliche Behandlung vonnöten. Das DMSO wird bei einer innerlichen Anwendung über den Magen-Darmtrakt in den Blutkreislauf gelangen.

Der Geschmack des DMSOs ist leicht bitter, jedoch für die meisten Anwender zu ertragen. Was jedoch nicht besonders angenehm ist, ist der Körpergeruch, der nach Einnahme der Trinkmischung entsteht. Während das DMSO im Körper zu MSM umgewandelt wird, entsteht ein unangenehmer Schwefelgeruch. Dieser wird durch den Atem ausgeschieden. Er erinnert stark an den Geruch nach einem knoblauchhaltigen Essen. Der Körpergeruch kann bis zu drei Tage nach der

Einnahme des DMSOs anhalten. Langjährige DMSO-Nutzer schwören darauf, während der Grippe- und Infekt Saison-täglich 10 Tropfen pures DMSO mit einem Glas Wasser gemischt zu sich zu nehmen. Das soll eine präventive Wirkung auf Infekte haben und das Immunsystem stärken.

Wenn Sie das nächste Mal an einem Magen-Darminfekt leiden, mischen Sie sich eine Trinktinktur mit Wasser oder Fencheltee an und nehmen Sie diese ein- bis zweimal täglich zu sich. Die Tinktur sollte auf einmal getrunken werden. Sollten Sie unter starker Übelkeit leiden, trinken Sie sie lieber etwas langsamer. Wenn Sie vorher noch keine Erfahrungen mit einer innerlichen DMSO-Anwendung gemacht haben, starten Sie zunächst mit etwas weniger Tropfen in der Tinktur. Auch bei Harnwegsinfekten ist eine innerliche Anwendung des DMSOs eine gute Wahl. In den USA ist DMSO bereits seit Jahren ein registriertes Arzneimittel bei Blasenentzündungen.

Zu einer innerlichen Anwendung zählt nicht nur die Trinktinktur, sondern auch ein Einlauf mit DMSO. Diese werden besonders bei entzündlichen Darmschleimhäuten mit großem Erfolg angewendet. Es bietet sich auch eine Kombination aus

Trinktinktur und Einlauf an. Ein Einlauf mit DMSO sollte nicht mehr als 10 Prozent DMSO enthalten. Eine typische Menge für einen Einlauf ist ein Liter Einlaufflüssigkeit, davon sollten maximal 50 ml DMSO in 99-prozentiger Lösung enthalten sein. Als Grundeinlaufflüssigkeit bieten sich Kräutertees an, auch Salzwasser oder Kaffeeverdünnungen werden häufig genutzt. Als Zugabe zu der Einlaufflüssigkeit erzielt das DMSO auch hier, dass die Wirkung der Einlaufflüssigkeit verstärkt wird.

Ob eine orale Anwendung oder ein Einlauf das Richtige ist, kommt ganz individuell auf den Patienten und den Grund der Anwendung an. Bei systemischen Entzündungsprozessen oder Immunschwächen, die als Folge den ganzen Körper betreffen, ist eine orale Anwendung die bessere Variante der Behandlung. Ein Einlauf kommt einer lokalen Anwendung gleich, da er hauptsächlich auf der Darmschleimhaut wirkt. Doch nicht nur als einmalig Gabe im Einlauf wirkt DMSO heilsam, auch für eine Einlaufkur ist es bestens geeignet. Diese bieten besonders bei chronisch entzündetem Darm wie bei Morbus Crohn oder Colitis ulcerosa eine gute Behandlungsmöglichkeit auf langfristige Sicht. Das DMSO verbessert und unterstützt dabei die Wirkung der Einläufe.

Eine weitere Möglichkeit, DMSO innerlich anzuwenden ist es, es zu inhalieren. Damit lassen sich akute oder chronische Bronchitis oder Lungenentzündungen behandeln. Auch bei asthmatischen Erkrankungen wie COPD oder Lungenfibrose kann DMSO ein unterstützendes Heilmittel sein. Die entzündungshemmende Wirkung beschleunigt das Abklingen der Entzündung. Durch die regenerierende Wirkung des DMSOs wird das Lungen- und Bronchiengewebe nach einer Erkrankung schneller abheilen. Eine Inhalation sollte nur mit einer 1-prozentigen DMSO-Lösung durchgeführt werden. Zu 20 ml Inhalationslösung geben Sie demnach maximal 5 Tropfen DMSO bei. Die Lösung sollte ausschließlich mit dafür geeigneten Inhalationsgeräten erfolgen, eine Inhalation über heißem Wasserdampf aus dem Topf ist mit DMSO keine geeignete Lösung.

DMSO UND RHEUMA

Unter Rheuma oder Rheumatismus fallen Erkrankungen, die Knochen, Muskeln und Bindegewebe stark beeinträchtigen. Das entzündliche Rheuma ist die meistverbreitete Art der rheumatischen Erkrankungen. Die Autoimmunerkrankung geht mit schweren Entzündungen in den Gelenken einher. Die Gelenke der Patienten schwellen dabei stark an, werden rot und warm. Die Patienten haben dabei starke Schmerzen.

In der Schulmedizin wird Rheumatismus mit starken Schmerzmitteln und Kortison behandelt. Doch Patienten stehen meist unter einem langjährigen und starkem Leidensdruck, weshalb sie nach jedem Strohhalm greifen möchten, der ihnen helfen könnte. Die Naturheilkunde schafft hier die Möglichkeit mit DMSO einer begleitenden Behandlung. Dabei wird DMSO als Infusion gegeben, um die Entzündungswerte im Körper möglichst schnell zu senken. DMSO eignet sich jedoch nicht als alleinige Behandlung einer rheumatischen Erkrankung. Rheumatische Erkrankungen brauchen stets eine medizinische Überwachung und Behandlung.

PARASITEN

Nach neuen aufwendigen Laboruntersuchungen weiß man heute, dass viele Erkrankungen einen parasitären Grund haben. Besonders chronisch degenerative Erkrankungen stehen häufig in Verbindung mit parasitären Erkrankungen. Doch das bedeutet nicht, dass jeder Parasit gleich eine lebensgefährliche Krankheit mit sich bringt. Grundsätzlichen haben alle Menschen Parasiten, manche mehr, manche weniger. Wenn jemand dann irgendwann zu viele oder besonders gefährliche Parasiten im Körper hat, wird das oft nicht oder zu spät erkannt und weitere Erkrankungen haben dann leichtes Spiel. DMSO ist ein hervorragendes Mittel, um Parasiten den Gar auszumachen.

Am besten machen Sie das mit einer selbst gemachten Kur. Mit einer Kräutermischung aus Beifuß, Bärlauch, Neemblättern, Wacholderbeeren, braunen Walnussschalen, Oregano und Enzian. Dabei sollten ca. 300 Gramm Kräuter mit 2 Litern purem DMSO aufgegossen werden. Die Mischung sollte einige Stunden stehen bleiben, um eine homogene Mischung entstehen zu lassen. Im Anschluss sollte die Mischung mit einem feinen Sieb oder einem sauberen Küchenhandtuch ausgesiebt und in eine Glasflasche gefüllt werden. Von dieser Tinktur nehmen Sie nun 2-mal täglich 50 Tropfen über einen Zeitraum von drei Monaten ein.

Gut zu wissen

Viele Anwender berichten nach einer äußerlichen Anwendung über Jucken oder Brennen auf der Haut. Diese Reaktionen klingen in den meisten Fällen jedoch schnell wieder ab, sollte dies nicht der Fall sein, sollten Sie die angewendete Lösung weiter verdünnen. Im Gebrauch mit DMSO werden Sie nach jeder Anwendung geübter und werden spüren, wie Ihr Körper auf die verschiedenen Mischverhältnisse reagiert. So werden Sie also schnell merken, was Ihr Körper braucht und was zu viel für ihn ist. Einige Anhänger der Naturheilkunde gehen davon aus, dass das Brennen und Jucken der Haut Heilreaktionen des Körpers sind.

Vor der ersten Behandlung mit DMSO ergibt es Sinn, einen Allergietest zu machen, hierfür tragen Sie 50-prozentiges DMSO auf Ihren Unterarm auf. Sollten sich keine allergischen oder besonders unangenehmen Reaktionen zeigen, werden Sie das DMSO vermutlich gut vertragen. Ein Allergietest ergibt in jedem Fall Sinn. Es ist zwar ausgesprochen selten, doch es gibt auch Menschen, die allergisch auf DMSO reagieren.

Wer mit dem Umgang mit DMSO noch nicht vertraut ist, sollte zu Beginn wissen, dass DMSO immer noch ein Lösungsmittel ist. Das bedeutet, dass es ab einer 20-prozentigen Lösung Farbe und mikroskopisch kleine Teilchen aus fast jedem Material herauszieht. Es sollte also nicht auf Kleidung oder Oberflächen landen. Dazu zählen auch die Keramik- und Kunststoffoberflächen im Badezimmer. Auf und mit Metall entstehen durch DMSO keine lösenden Wirkungen. DMSO sollte immer bei Raumtemperatur gelagert werden. Reines DMSO beginnt schon bei 18 Grad, zu gefrieren.

DMSO und Medikamente: Eine weitere Wirkung, die das DMSO als Lösungsmittel mit sich bringt, ist die verstärkende Wirkung von Medikamenten. Müssen Sie also Medikamente einnehmen, sollte zwischen der Einnahme des Medikaments und einer innerlichen Einnahme von DMSO mindestens eine Stunde, besser zwei bis drei Stunden liegen. Nehmen Sie täglich Medikamente zu sich, sollten Sie vor einer Behandlung mit DMSO besser Ihren Arzt um Rat fragen.

Das gilt zumindest für die innerliche Anwendung des DMSOs. Sollten Sie Medikamente nehmen und nur eine äußerliche Anwendung mit DMSO planen, müssen Sie keine Zeitabstände beachten oder Wechselwirkungen befürchten. Bei einer äußerlichen Anwendung sollten Sie zudem sichergehen, dass die Haut frei von Cremes, Salben oder Seifenresten ist. Das DMSO würde die Inhaltsstoffe der Substanzen unter die Haut mitnehmen und die Aufnahme dieser Stoffe verstärken. Doch das gilt nicht nur bei Medikamenten und Kosmetika, auch Raucher sollten vor der Anwendung wissen, dass die in Zigaretten enthaltenen Ruß- und Teerpartikel, ganz zu schweigen von dem Nikotin, auf die gleiche Art und Weise verstärkt vom Körper aufgenommen werden. Dass Rauchen sehr ungesund ist und im besten

Fall ganz gemieden werden sollte, dürfte hinläng-
lich bekannt sein. Wer trotzdem nicht darauf verzichten kann oder möchte, sollte den Abstand zwischen einer Zigarette und einer Anwendung mit
DMSO genauso wie bei Medikamenten so groß
wie möglich halten.

Da es verschiedene Methoden der Herstellung
des DMSOs gibt, ist auch die Qualität der Produkte
verschieden. DMSO, welches für die Arbeit in Laboren oder als reine Chemikalie verwendet werden soll, weist eine andere Qualität auf als eines,
das für medizinische Zwecke verwendet werden
soll. Beim Kauf eines DMSO-Produkts sollten Sie
also auf die gekennzeichnete Reinheit achten. Für
eine medizinische Anwendung sollten Sie nur
Produkte nutzen, die auf die Reinheit des DMSOs
hinweisen und „pharmazeutisch geprüfte Produkte" sind.

DMSO-Lösungen
selbst mischen

Die gängig genutzten Lösungen und Konzentrationen können Sie in Apotheken oder im Internet kaufen. Da DMSO nicht zu den bekanntesten Heilmitteln gehört, müssen die meisten Apotheken es selbst auch bestellen. Also ist das Bestellen im Internet die vermutlich einfachere Variante. Wenn Sie aber noch nicht genau wissen, welche Lösung Sie anwenden möchten, oder Sie keine gängige Lösung nutzen möchten, ergibt es Sinn, sich die Lösung selbst herzustellen. Dafür mischen Sie reines (99,9-

prozentiges) DMSO mit Wasser, Tee, Eigenurin oder Magnesiumchlorid auf den gewünschten Prozentsatz herunter. Um zum Beispiel eine 60-prozentige Lösung herzustellen, mischen Sie sechs Teile DMSO mit vier Teilen Wasser.

Beim Anmischen der Lösungen und Tinkturen sollte der Lösungseffekt des DMSOs bedacht werden. Deshalb sollte DMSO nicht in Kunststoffflaschen aufbewahrt werden. Wer es als Spray nutzen möchte und eine Flasche mit entsprechendem Sprühaufsatz kauft, sollte darauf achten, dass diese aus HTPE besteht. HTPE ist nämlich DMSO-stabil, am besten sollten Sie jedoch Glasflaschen für die Aufbewahrung nutzen.

Für eine innerliche Anwendung mischen Sie eine trinkbare Tinktur an. Dabei sollte das DMSO auf mindestens 5 Prozent herunter gemischt werden. Dafür mischen Sie ungefähr einen Teelöffel pures (99,9-prozentiges) DMSO mit 250 ml Wasser. Der bittere Geschmack der Tinktur kann durch Zugabe einer frischen Zitrone, Tee oder etwas Fruchtsaft gemildert werden. Der entstehende Körpergeruch nach Anwendung einer Trinktinktur lässt sich mit der Zugabe von anderen Lebensmitteln leider nicht vermeiden.

DMSO in Verbindung mit anderen Stoffen

DMSO lässt sich in einer großen Bandbreite in verschiedenen Formen, Lösungen und Stärken in und auf dem ganzen Körper anwenden. Dabei hat das DMSO zwar selbst eine hervorragende heilende Eigenschaft, doch es hat darüber hinaus auch wirkungsverstärkende Eigenschaften. Diese können Sie sich zunutze machen, indem Sie DMSO in Verbindung mit anderen Stoffen anwenden.

Dr. Hartmut Fischer fand bei seiner Arbeit als Chemiker heraus, dass DMSO nicht nur ein medizinisches Heilmittel ist, sondern auch ein perfektes Lösungsmittel ist. Diese beiden Eigenschaften begann er zu kombinieren. Dabei wurde das DMSO als Lösungsmittel eingesetzt, um Inhaltsstoffe aus Substanzen zu lösen und gleichzeitig die Eigenschaften des DMSOs wirken zu lassen.

Auf diese Weise kann man DMSO mit vielen beliebigen Stoffen kombinieren, beispielsweise mit allen gängigen Vitaminen und Nahrungsergänzungen wie Vitamin C, Vitamin D, Zink oder Magnesium. Auch in Verbindung mit Kräutern gibt es hervorragende Ergebnisse. DMSO wirkt sogar verstärkend auf einige Medikamente. Eine Kombination aus Medikation und DMSO kann die nötige Dosierung der Medikamente senken, das sollte jedoch nicht ohne vorherige Rücksprache mit dem Arzt stattfinden. Beispielsweise ist DMSO in Verbindung mit Diclofenac oder Ambroxol ein herausragendes Schmerzmittel. Diese Mischung wird meist als Spray oder Salbe angewendet.

DMSO UND MAGNESIUM

Magnesium wird sehr häufig in Kombination mit DMSO verwendet, da es seine Wirkung verstärkt. Bei der Kombination von DMSO und Magnesiumchlorid sei gesagt, dass die meisten fertig gemischten DMSO-Produkte bereits Magnesiumchlorid enthalten. Das Magnesium ist besonders für das menschliche Gewebe wichtig. Hierbei sollten Sie jedoch dringend darauf achten, in oder auf welcher Körperregion Sie das DMSO verwenden möchten.

Im Intimbereich, bei offenen Hautstellen, auf Schleimhäuten und bei Anwendung von Nasen- und Augentropfen sollte kein Magnesiumchlorid verwendet werden. Für eine rein äußerliche Anwendung auf der Haut ist das Magnesiumchlorid jedoch kein Problem. Ganz im Gegenteil: Hier fördert es die Wirkung und die Aufnahme des DMSOs. Das Magnesium wirkt als Transportmittel für das DMSO. So wird das DMSO in Verbindung mit Magnesium leichter und schneller von unserem Körper aufgenommen. Wer nicht zu den fertig gemischten DMSO-Lösungen greifen möchte, sondern lieber selbst mischt, kann eine

99-prozentige Lösung mit Magnesiumchlorid oder Magnesiumöl untermischen, so enthält die Mischung eine besonders entkrampfende Wirkung und eignet sich sehr gut für den gesamten Bewegungsapparat.

DMSO UND KRÄUTER

Heilsame Kräuter sind in der Naturheilkundepraxis weitverbreitet. Durch die Kombination mit DMSO wird die Wirkung der Kräuter verstärkt. Gleichzeitig müssen weniger Kräuter verwendet werden. Beliebte Kräuter und Pflanzen für die Kombination mit DMSO sind Brennnessel, Fenchel, Birke, Kamille, Hopfen und Baldrian. Bei dieser Kombination können Sie entweder einen Auszug aus Kräutern und DMSO herstellen oder aus den Kräutern einen Tee herstellen, welchen Sie vor der Einnahme von DMSO trinken. Um einen Auszug herzustellen, mischen Sie beliebige Kräuter und Pflanzen in einer großen Flasche und füllen diese mit purem DMSO auf.

Im Gegensatz zu einer alkoholischen Tinktur ist die DMSO-Tinktur in wenigen Minuten fertig. Im Anschluss sollte die Mischung gesiebt und mit

Wasser auf rund 60 Prozent verdünnt werden, um ein angenehmes Auftragen oder Trinken zu ermöglichen.

Der Vorteil: Dadurch, dass die Kräuter nicht mit kochendem Wasser überschüttet werden, bleibt ein Großteil der positiven Wirkstoffe und Eigenschaften in den Kräutern enthalten und es muss kein Alkohol verwendet werden.

EIGENURIN

Es mag für einige Menschen wahrscheinlich etwas abstoßend wirken, doch Eigenurin ist, besonders für Hauterkrankungen, ein hervorragendes Heilmittel. In Verbindung mit DMSO lassen sich so Sprays oder Tinkturen für eine äußerliche Anwendung mischen. Ein großer Vorteil des Urins ist der enthaltene Harnstoff, dieser ist nämlich ein natürlicher Regenerator für Gewebe.

Die Anwendung
bei Tieren

DMSO ist seit Jahren ein erfolgreiches und beliebtes Mittel in der Naturheilkunde für Menschen. Doch auch in der Veterinärmedizin können die positiven Wirkungen des DMSOs angewendet werden, um Heilungsprozesse natürlich zu unterstützen. Genau wie bei Ihnen selbst können Sie Ihr Haustier äußerlich und innerlich mit DMSO behandeln. Besonders der Bewegungsapparat muss bei Tieren häufig behandelt werden. Ob Arthrose, Alterserscheinungen oder Gelenkentzündungen: Hier bietet DMSO genau wie bei dem Menschen eine gute und natürliche Behandlung. Bei einer äußerlichen Behandlung sollten Sie bedenken, dass das DMSO auf die Haut der Tiere gelangen muss, um seine Wirkung entfalten zu können. Je nach Tier und Fell kann das eine schwierigere Angelegenheit werden.

Wenn Sie das Tier an der zu behandelnden Stelle nicht rasieren möchten, benutzen Sie am besten einen groben Pinsel, mit dem Sie die Mischung einmassieren, so gelangt die Lösung besser auf und in die Haut. Damit nicht zu viel der DMSO in dem Fell des Tieres landet, ergibt es ebenfalls Sinn, eine dickflüssigere Lösung herzustellen, hierfür ist Aloe-Vera-Gel oder Vaseline sehr gut geeignet. Neben der äußerlichen Anwendung eignen sich auch die DMSO-Ohren- und -Augentropfen für die Behandlung bei Tieren. Viele Hunde leiden unter immer wieder kehrenden Augen- und Ohrenentzündungen. Augentropfen sollten immer mit einer sterilen Kochsalzlösung angemischt werden. Verwenden Sie eine 3- bis maximal 10-prozentige DMSO-Lösung für die Behandlung von Augenerkrankungen. Während einer akuten

Augenentzündung tropfen Sie bis zu 8-mal täglich einen Tropfen in das betroffene Auge.

Bei jeder Behandlung, sowohl innerlich als auch äußerlich, sollten Sie die Größe und das Gewicht des Tieres beachten. Pferde benötigen natürlich eine andere Potenz als eine kleine Katze oder ein Kaninchen. Ein Pferd können Sie also mit stärkeren Lösungen behandeln. Kleintiere sollten immer mit einer sehr niedrigen Lösung behandelt werden, um eine Überdosierung zu vermeiden. Für eine optimale Mischung halten Sie sich an eine Dosierung von 0,5 Gramm DMSO pro Körpergewicht des Tieres.

Was ist MSM?

Ähnlich wie DMSO ist MSM eine organische Schwefelverbindung und hört auf den vollen Namen Dimethylsulfon. Wer bei Schwefel jetzt an giftige Säure denkt, liegt nicht ganz falsch. Die meisten anorganischen Schwefelverbindungen sind für unseren Körper Gift. Diese werden verwendet, um Lebensmittel haltbar zu machen oder Gärungsprozesse zu stoppen. Doch organische Schwefelverbindungen sind für uns unbedenklich. Nein, sie sind sogar von großer Bedeutung. Im Gegensatz zu DMSO besitzt MSM gebundene Sauerstoff- und Schwefelatome. Es ist also ein Stoffwechselprodukt von DMSO.

DMSO wird im menschlichen Körper zu MSM umgewandelt. Dieser Prozess läuft hauptsächlich in der Leber ab. MSM findet man in vielen tierischen und pflanzlichen Organismen. Auch im menschlichen Körper ist es enthalten, kann jedoch nicht von ihm selbst hergestellt werden. MSM ist ein lebenswichtiger Nährstoff für den menschlichen Organismus und sollte deshalb täglich auf dem Speiseplan stehen. Reines MSM zeigt sich in farb- und geruchslosen Kristallen. In der Pharmazie wird es in Pulver oder Tablettenform verkauft.

Wieso braucht unser Körper Schwefel?

Das MSM fungiert im menschlichen Körper als wichtiger Bestandteil zahlreicher Enzyme und Immunglobulinen. Schwefel ist ein lebenswichtiges Element für den menschlichen Körper. Es spielt bei vielen und besonders wichtige Funktionen unseres Körpers eine große Rolle. Es ist am menschlichen Stoffwechsel beteiligt, trägt zur Funktion von Nieren,

Herz und Gehirn bei, wirkt entzündungshemmend und ist maßgeblich an Zellerneuerungsprozessen beteiligt. Der Großteil des MSMs wird nach der Einnahme in der Leber verstoffwechselt, auch in Gehirn und den Nieren landen große Teile des MSMs.

Der menschliche Körper selbst besteht zu 0,2 Prozent aus Schwefel, wobei sich die Hälfte davon auf Muskeln, Gelenke und die Haut verteilt. Das mag zunächst sehr wenig erscheinen, wenn man jedoch einmal die Verhältnisse zu anderen körpereigenen Substanzen vergleicht, wird die Bedeutung des Schwefels sehr deutlich. Magnesium und Eisen gehören zu den wahrscheinlich bekanntesten Substanzen bzw. Nahrungsergänzungsmitteln, doch ihr Anteil in unserem Körper ist deutlich geringer als der des Schwefels.

Im Vergleich: In einem erwachsenen, gesunden Körper ist fünfmal mehr Schwefel als Magnesium und 40-mal mehr Schwefel als Eisen nachweisbar. Dabei verteilt sich der Schwefel zum Beispiel auf im Körper enthaltene Enzyme, Hormone, Antioxidantien und Aminosäuren. Jedes Enzym und jedes Hormon des Körpers muss sulfatiert werden, bevor es dem Körper von Nutzen sein kann. Auch jeder noch so kleine Pflanzenteil, den unser Körper aufnimmt, muss sulfatiert werden. Und für den Sulfatierungsprozess wird unter anderem Schwefel gebraucht. Zusammenfassend wissen wir nun, dass Schwefel im ganzen Körper gebraucht wird, um Stoffe zu erstellen und Prozesse zu steuern, die für uns lebenswichtig sind.

DAS IMMUNSYSTEM

Ein enorm wichtiger Faktor des Schwefels ist die Verbindung mit Glutathion. Glutathion ist ein lebenswichtiges Eiweiß, welches aus drei Aminosäuren besteht. Es ist an fast allen Stoffwechselvorgängen im Körper beteiligt und deshalb unverzichtbar für uns. Eine besonders wichtige Rolle spielt Glutathion bei der Entgiftung des Körpers, des Zellstoffwechsels und des Immunsystems. Unser Körper kann zwar genügend Eiweiß selbst bilden, wenn ihm jedoch nicht genügend Schwefel zur Verfügung steht, wird das gebildete Eiweiß keine stabile Struktur erlangen. Demnach sind die gebildeten Eiweißstrukturen inaktiv und dem Körper nicht von Nutzen. Nur mit Schwefel gebildetes Eiweiß enthält wichtige Schwefelbrücken, die für die nötige Struktur des Glutathions sorgen. Sollten Sie also unter Schwefelmangel leiden, wird Ihr Körper früher oder später auch darunter leiden, dass er nicht genügend Glutathion bilden kann. Das hat zufolge, dass Ihr Körper unter oxidativem Stress leiden wird, auch das Immunsystem wird durch diesen Mangel einen erheblichen Schaden erleiden.

Eine sehr interessante Wirkung des MSM im Körper ist, dass es elektrisch geladen ist. Auch die meisten Viren sind elektrisch geladen. Gelangen also Viren oder Bakterien beispielsweise in unsere Lunge oder auf die Schleimhäute, erledigen nicht nur die Fress- und Killerzellen ihre Arbeit, sondern auch der vorhandene Schwefel. Durch die elektrischen Ladungen stoßen sich MSM und Viren ab. So sorgt MSM, gemeinsam mit der Immunantwort der Fress- und Killerzellen, für ein gesundes Immunsystem und für einen gesunden Körper. Dieser kurze Vorgang, bei dem MSM und Viren sich gegenseitig abstoßen, kostet den Körper kaum bis gar keine Energie. Eine Immunantwort, bei der Killer- und Fresszellen auf Viren und Bakterien losgelassen werden, kostet den Körper hingegen sehr viel Energie. Bedenkt man dabei, dass wir ständig Viren und Bakterien ausgesetzt sind, egal, in welcher Form wir sie aufnehmen, wäre das ohne das MSM ein viel zu großer Kraftakt für unseren Körper.

GELENKE UND MUSKELN

Doch nicht nur die chemischen Reaktionen in unserem Körper brauchen Schwefel, auch für unseren Bewegungsapparat ist Schwefel von großer Bedeutung. Sowohl die Gelenkschmiere als auch die umliegenden Membranen an den Gelenken bestehen zu einem großen Teil aus organischem Schwefel. Fehlt nun diese wichtige Substanz im ganzen Körper, fehlt sie auch in den Gelenken. Das kann schwerwiegende und schmerzhafte Folgen haben. Gelenke können demnach nicht mehr optimal auf Belastungen reagieren. Hierzu wurde im Jahr 2007 eine Studie von US-Forschern veröffentlicht, die zeigt, wie wichtig Schwefelverbindungen für Gelenke sind. Für die Studie nahmen die Forscher Proben von menschlichem Knorpel von Patienten, die unter Arthritis litten. Aus den Knorpelproben gewannen die Forscher Zellteile. Die Hälfte dieser Zellteile wurden mit 10

Mikrogramm Demethylierungsmittel, einer Schwefelverbindung, für einen Zeitraum von sechs Tagen behandelt. Nach der Behandlung stellten die Forscher fest, dass sich die Zellkulturen der behandelten Proben rapide vermehrt haben.

Das zeigt, dass Schwefel und Schwefelverbindungen nicht nur eine präventive Lösung für Gelenkprobleme sind, sondern sich auch zur Behandlung eignen. Eine weitere Studie zu MSM zeigt, dass nicht nur die Gelenke selbst Schwefelverbindungen benötigen, sondern auch die umliegenden Muskeln darauf angewiesen sind. So machten Forscher von der Islamic Azad University Untersuchungen zu MSM und Muskelschäden. Hierfür wurden neun sportliche Männer täglich mit 50 Milligramm MSM pro Kilogramm Körpergewicht versorgt. Neun weitere Männer erhielten ein Placebo.

Nach zehn Tagen Behandlung nahmen alle 18 Männer an einem 14-Kilometer-Lauf teil. Nach dem Lauf wurde bei allen Männern der Kreatinkinase- und Bilirubinwert im Blut festgestellt. Diese Werte erhöhen sich bei vorhandenen Muskelschäden. Die getesteten Werte der nicht behandelten Gruppe lagen höher als die der MSM-Gruppe. Das zeigt, dass die Gruppe, die zehn Tage lang MSM zu sich genommen hat, weniger Muskelschäden hat als die Gruppe, die keins genommen hat. Außerdem stellten die Forscher fest, dass die MSM-Gruppe erhöhte TAC-Werte hatte. Dieser Wert spiegelt die antioxidative Kraft wider. Diese Studie zeigt also, dass mit einer MSM-Behandlung Muskelschäden nicht nur vorgebeugt werden kann, sondern die Muskeln auch gestärkt werden können.

HAUT, HAARE, NÄGEL UND ALLGEMEINBEFINDEN

Energieproduktion findet in unserem Körper auf zellulärer Ebene statt. Für diesen Prozess wird unter anderem Schwefel benötigt. Gemeinsam mit verschiedenen B-Vitaminen wird dem Körper so genügend Energie geliefert, um das Energielevel aufrechtzuerhalten. Ähnliche Prozesse finden auch in Haut, Haaren und Nägeln statt. Die bekannten Schönheitsproteine Kollagen, Elastin und Keratin sind für schöne Haut, dickes Haar und starke Nägel verantwortlich. Doch ohne Schwefel können diese Proteine nicht gebildet werden.

SCHWEFELMANGEL

Schwefelmangel ist in der heutigen Gesellschaft weitverbreitet. Viele Patienten und Ärzte denken gar nicht daran, die Versorgung mit Schwefel im Körper zu überprüfen. Doch Schwefelmangel kann unter anderem zu schwerwiegenden Problemen wie Gelenkbeschwerden, Durchblutungsstörungen oder schlaffem Bindegewebe führen. Auch die Nägel, Haut und Haare reagieren mit sprödem und stumpfem Erscheinungsbild auf den Schwefelmangel. Einen akuten Schwefelmangel können Sie mit MSM behandeln, indem Sie damit eine Kur machen. Machen Sie die Kur, auf vier aufeinander folgenden Tagen. Dabei wird die MSM-Dosis täglich erhöht, nehmen Sie am ersten Tag 1000 mg, am zweiten Tag 2000 mg, am dritten und vierten Tag nehmen Sie 3000 mg MSM ein. Diese Einheiten sollten dabei auf zwei Portionen am Tag aufgeteilt werden.

MSM-Aufnahme

Denkt man in unserer Evolution etwas zurück, hatten wir vor tausenden Jahren ein reichliches Angebot an MSM. Wir haben das MSM durch Pflanzen und Fleisch zu uns genommen, selbst in Regen und der Atmosphäre war es enthalten. Dieser Überschuss an MSM hat dazu geführt, dass der menschliche Körper keinen Speicher für MSM angelegt hat. Doch in der heutigen Zeit ist es mit der MSM-Aufnahme anders, wir finden MSM heute immer weniger in unserer täglichen Nahrung. Auch die natürlichen Schwefelkreisläufe der Natur sind durch menschliches Zutun gestört. Durch das Vermüllen der Meere produzieren Algen weniger Schwefel, wodurch weniger Schwefel in die Luft und den Regen gelangt. Auch die in der Luft stattfindenden Schwefelkreisläufe sind durch den Klimawandel und den Kohlendioxidausstoß gestört, sodass uns kaum noch natürliche Schwefelquellen zur Verfügung stehen.

MSM ÜBER DIE NAHRUNG AUFNEHMEN

Die meisten Menschen gehen davon aus, mit einer abwechslungsreichen Ernährung täglich alle wichtigen Substanzen und Spurenelemente zu sich zu nehmen. Doch es kommt nicht nur auf die Art der Nahrung an, sondern auch darauf, wie und ob sie zubereitet ist. MSM kommt in sehr vielen Nahrungsmitteln vor, beispielsweise in unbehandelter Kuhmilch, Zwiebeln, Tee, Fleisch und Fisch. Wenn diese Lebensmittel aber in irgendeiner Form verarbeitet werden, also erhitzt, gebraten, getrocknet oder konserviert werden, geht der enthaltene Schwefel in ihnen verloren. Demnach leiden Menschen, die keine oder nur sehr wenig unverarbeitete Lebensmittel zu sich nehmen, häufig unter Schwefelmangel. Sollten Sie nun an die Ernährung über Rohkost denken, ist das grundsätzlich zwar eine gute Idee, doch auch hier werden Sie einige Dinge beachten müssen. Obst und Gemüse, die auf dem Feld mit Pestiziden bespritzt werden, enthalten kaum bis gar keinen Schwefel mehr, denn der Verarbeitungsprozess fängt schon auf dem Feld an, nachdem das Obst oder Gemüse bespritzt wurden. Die Giftstoffe binden den Schwefel und machen ihn somit unbrauchbar.

NAHRUNGSERGÄNZUNG

Schon in der Antike wussten die Menschen, wie wichtig Schwefel für unseren Körper ist. Sie ließen sich an Schwefel-reichen Orten nieder und nahmen regelmäßig Schwefelbäder in schwefelhaltigen Quellen. Doch da diese natürlichen Schwefelvorkommen deutlich seltener geworden sind und nicht jeder eine Schwefelquelle in seiner Umgebung hat, müssen wir heute auf andere Wege zurückgreifen. Um eine bestmögliche Versorgung mit MSM sicherzustellen, sollten Sie MSM als Nahrungsergänzungsmittel zu sich nehmen. Diese stehen auf dem Markt als Kapseln und Pulver zur

Verfügung. Wenn Sie sich für die Einnahme von Kapseln entscheiden, nehmen Sie eine Kapsel täglich, um Ihren nötigen Schwefelgehalt zu decken.

Therapiebegleitend sollten Sie zwei bis acht Kapseln täglich nehmen. Diese Angaben richten sich nach Kapseln, die jeweils 500 mg MSM enthalten. Eine therapiebegleitende Einnahme von MSM sollte individuell auf Patient und Erkrankung zugeschnitten sein. Am besten sollte MSM in Verbindung mit Vitamin C eingenommen werden, dadurch wird so viel Schwefel wie möglich vom Körper aufgenommen. Dafür können Sie das Pulver in ein Glas Orangensaft mischen oder, falls Sie zu Kapseln greifen, diese mit dem Orangensaft einnehmen. Da MSM ein Nahrungsergänzungsmittel ist, müssen Sie keinerlei Nebenwirkungen befürchten. Dennoch klagen einige wenige Anwender zu Beginn einer Einnahme über leichte Verdauungsbeschwerden.

Viele Ärzte und Naturheilkundler gehen davon aus, dass diese ein Zeichen für einen Entgiftungsprozess im Körper sind. Mit einem erhöhten Aufkommen an Stuhlgang oder vereinzelten Durchfällen werden Schadstoffe und Gifte aus dem Körper ausgeschieden. Die Einnahme und

Dosierung des MSMs ist denkbar einfach, doch es ist wichtig zu wissen, dass es ähnlich wie beim DMSO keine offiziellen Behandlungsmethoden oder Dosierungsempfehlungen gibt, da es sich bei MSM um ein Nahrungsergänzungsmittel handelt. Wenn Sie MSM präventiv einnehmen möchten, sollten Sie mit einer Dosis von einer Kapsel am Tag beginnen. Nach einigen Monaten kann die Dosis auf zwei Kapseln täglich erhöht werden. Auch wenn Sie das MSM aufgrund einer akuten Erkrankung einnehmen, sollten Sie mit einer Kapsel täglich beginnen. Achten Sie nach Beginn und während der Behandlung mit MSM auf die Reaktionen Ihres Körpers und darauf, wie sich Ihre Symptome verändern. Sollten Sie sich gut fühlen und Ihre Symptome haben sich bereits verbessert, ist keine Anpassung der Dosierung notwendig. MSM sollte genau wie DMSO intuitiv mit einer bewussten Körperwahrnehmung eingenommen werden.

Vor dem Kauf eines Produkts sollten Sie sich vergewissern, ein reines und qualitativ hochwertiges Nahrungsergänzungsmittel in den Händen zu halten. Genau wie beim DMSO sollte die Qualität des MSM einwandfrei sein. In den meisten billigen Produkten sind Füll- und Zusatzstoffe wie Farbstoffe, Trennmittel oder Konservierungsmittel enthalten, die Gift für unseren Körper sind und einer Aufnahme des Schwefels möglicherweise im Wege stehen würden. Außerdem sind billige Produkte oft schlecht verarbeitet und können dann körperliche Reizungen verursachen. Beispielsweise kann zu grob gemahlenes Pulver Reizungen im Magen- und Darmtrakt verursachen. Bevor Sie sich für ein MSM-Pulver oder -Kapseln entscheiden, sollten Sie die Vor- und Nachteile der verschiedenen Produkte überdenken.

Eine Einnahme in Pulverform bietet den Vorteil, dass Sie ein Produkt ohne zusätzliche Stoffe erhalten. In Pulverform werden den Nahrungsergänzungen keine Zusatzstoffe wie Farbstoffe, Geschmacksverstärker oder Ähnliches hinzugeführt. Dadurch ist das Pulver etwas günstiger als in Kapselform. Einen weiteren Vorteil bietet die Dosierung des Pulvers. Sie können sich eine eigene, sehr genaue Dosierung zusammenstellen, bei Kapseln sind Sie auf die Dosierung einer Kapsel festgelegt. Ein Nachteil des Pulvers ist der Geschmack. Das Pulver ist sehr bitter, lässt sich jedoch in Säften oder Shakes einmischen, wodurch der Geschmack etwas erträglicher wird.

Die MSM-Kapseln hingegen haben keinen bitteren Eigengeschmack. Sie bieten Ihnen eine einfache Anwendung, da Sie nichts anrühren müssen. Ein wichtig zu erwähnender Nachteil der Kapseln ist, dass sie kein reines MSM mehr sind. Den Kapseln müssen Zusatzstoffe beigemischt werden, um in die Kapseln gepresst werden zu können. Auch die Kapseln an sich sind aus Stoffen gemacht, die Ihr Körper bei der Einnahme natürlich aufnehmen wird. Die Kapseln bestehen oft aus Gelatine, die nicht für Veganer geeignet ist.

Die Anwendungs-gebiete

Wenn Sie von den Wirkungen des MSMs als Behandlung profitieren wollen, stehen Ihnen viele Türen weit offen. Die Schwefelkapseln lassen sich bei Parasitenbefall, Verdauungsstörungen, Allergien, Entzündungen und sogar Arthritis einsetzen. Wichtig hierbei zu erwähnen ist, dass das MSM nicht als alleiniges Heilmittel oder sogar Medikament gesehen werden sollte. Schwere Erkrankungen sollten immer von einem Arzt begleitet werden, MSM lässt sich trotzdem als begleitendes

Naturheilmittel bzw. Nahrungsergänzungsmittel einsetzen. Während Ihrer Behandlung werden Sie feststellen, dass es einige Übereinstimmungen mit dem bereits erwähnten DMSO gibt. Beide Mittel wirken entzündungshemmend, relaxierend und schmerzlindernd.

ALLERGIEN

Die wahrscheinlich bekannteste und auch weitverbreitete Allergie ist der Heuschnupfen. Dabei schwellen Nase und Augen an und reagieren mit Tränen und Juckreiz auf Pollen und Blütenstaub. Bei diesen Symptomen eignet sich MSM hervorragend, um Linderung zu verschaffen. Es hindert die Schleimhäute daran, auf Allergene zu reagieren, und bindet die Allergene an sich, wonach sie wieder aus dem Körper ausgeschwemmt werden. Bei einem aufkommenden Allergieschub sollte die regelmäßige Anwendung von 500 mg MSM am Tag für einige Tage auf 1000 mg täglich erhöht werden.

R O S A C E A E

Bei Rosaceae handelt es sich um eine unheilbare Hautkrankheit, die mit entzündlichen Hautflecken und Pusteln einhergeht. Die roten Flecken bilden sich meist nur im Gesicht und besonders häufig um die Nase herum, dabei jucken und schmerzen die betroffenen Hautstellen. Betroffene können hier mit MSM begleitend behandeln. Das San Gallicano Dermatological Institute in Rom hat eine Studie veröffentlicht, an der 46 Patienten teilnahmen. Die Patienten wurden einen Monat lang mit MSM und Silymarin behandelt. Die Patienten wurden in regelmäßigen Abständen untersucht und man stellte fest, dass die Rötungen, die Pustelbildung und der Juckreiz deutlich reduziert wurden. Auch bei dem Feuchtigkeitsgehalt der Haut wurde eine regenerierende Wirkung festgestellt.

I C H T H Y O S E

Auch bei der unheilbaren Erbkrankheit Ichthyose, der Fischschuppenkrankheit, kann MSM eine große heilbare Wirkung erzielen. Betroffene

Patienten leiden unter Schuppen, trockener, rissiger Haut, die juckt und schmerzt. Auch hier wurde ein schwer erkrankter Patient für eine Fallstudie untersucht. Der Patient wurde vier Wochen lang mit einer MSM-haltigen Feuchtigkeitscreme behandelt. Nach den vier Wochen stellten die Hautärzte fest, dass der Patient mit einem deutlich besseren Hautbild erschien. Die Schuppenbildung hatte deutlich abgenommen.

PARASITEN

Parasiten gehören nicht in unseren Körper, hierbei sind sich auch Schulmediziner und Heilpraktiker einig. Sie können nachweislich einen Vergiftungseffekt auf unseren Körper haben. Nach ganz neuen Erkenntnissen ist MSM hochwirksam bei der Behandlung gegen Parasiten. Besonders intestinale Würmer wie der Spulwurm, der Fadenwurm oder der Madenwurm lassen sich damit effektiv bekämpfen. Durch seine Fähigkeit, sich mit Schleimhäuten verbinden zu können, wirkt das MSM wie eine Blockade, die sich zwischen den Parasiten und den Wirt stellt. Bei der Verbindung mit den Schleimhäuten hindert es den Parasiten, sich an sie dran zu heften, wenn diese keinen Halt finden, werden sie wieder aus dem Körper gespült. Diesen Effekt können Sie sich bei allen Schleimhäuten zunutze machen, auch bei der Darmschleimhaut. Für eine Anti-Parasitenkur nehmen Sie 14 Tage lang 500 mg MSM ein. Je nach Art und Stärke des Parasitenbefalls sollten sich zwischen dem siebten und dem neunten Tag Ergebnisse sehen lassen. Das bedeutet, die Parasiten, meist Würmer, sollten im ausgeschiedenen Stuhl zu sehen sein.

Dr. Herschler führte zu dem Thema Parasiten und MSM zahlreiche Laboruntersuchungen durch. Hierbei stellte er fest, dass bereits 20 mg MSM pro ml starke inhibitorische Effekte auf Giardien hatten. Bei einer Behandlung mit 40 mg pro ml wurden die Giardien schnell abgetötet. Laut Dr. Herschler können für eine Anti-Parasitenkur bis zu zwei Gramm MSM pro kg Körpergewicht täglich eingenommen werden.

MAGEN-DARM-TRAKT

Neben der Befreiung von Parasiten hat MSM noch eine andere wichtige Wirkung auf unseren Darm.

Sollten Sie von einem regelmäßig übersäuerten Magen geplagt sein, ist MSM auch hier ein optimales Hilfsmittel. Es wirkt regulierend auf die Säureproduktion im Magen, das verhindert nicht nur unangenehmes Sodbrennen oder Völlegefühl, sondern auch Blähungen. Auch die allgemeine Nährstoffaufnahme über den Verdauungstrakt wird durch die regulierte Säureproduktion wieder verbessert. Neben der Regulierung der Magensäure macht sich auch hier wieder positive elektrische Ladung des MSMs gut. Viren und Bakterien landen nicht nur in unserer Lunge oder den Schleimhäuten im Gesicht, auch im Darm versuchen sie, einen Platz einzunehmen. Treffen diese dann auf das geladene MSM, werden sie davon abgestoßen und ausgeschieden.

ENTZÜNDUNGEN UND ARTHRITIS

Für die Behandlung von Arthritis oder anderen Entzündungen im Körper liefert MSM eine ganz besonders positive Eigenschaft, denn es wirkt entzündungshemmend. Da in menschlichen Gelenken schon Schwefelverbindungen enthalten sind, wird MSM gut von den Gelenken aufgenommen.

Somit lässt es sich gut bei allgemeinen Problemen und Erkrankungen am gesamten Bewegungsapparat anwenden. Auch bei schweren Erkrankungen wie Arthritis oder einem Bandscheibenvorfall ist MSM eine natürliche Hilfe.

Auch zu diesen Erkrankungen wurde eine Studie mit MSM veröffentlicht. Hierbei ging es darum, den Patienten die Schmerzen zu nehmen. Während der Studie wurde einer Gruppe Patienten, die unter Arthritis litten, täglich eine 2250-mg-Dosis MSM verabreicht. Eine andere Gruppe erhielt ein Placebo. Die Patienten, die das MSM erhielten, berichteten später von einer Schmerzverbesserung von über 80 Prozent. Die Gruppe, die täglich Placebos einnahm, berichtete lediglich über eine 20-prozentige Verbesserung.

Leiden Sie unter schmerzenden oder entzündeten Gelenken, sollten Sie täglich 4 Gramm MSM zu sich nehmen. Bei Gelenkerkrankungen ist bekannt, dass MSM nicht sofort wirkt. Besonders Patienten, die schon länger unter schmerzenden Gelenken leiden, müssen einige Zeit auf Verbesserung warten. Diese sollte sich aber in etwa drei Monaten nach Beginn der Einnahme einstellen. Haben Sie vor, das MSM vorbeugend zur

Vermeidung von Gelenk- oder Muskelverletzungen zu nehmen, sollten Sie täglich 2 Gramm MSM zu sich nehmen.

MSM UND KREBS

Einigen Studien nach zu urteilen, wirkt MSM vorbeugend auf das Entstehen von Brust- und Dickdarmkrebs. Forscher der University Glocal Campus fanden heraus, dass MSM Brustkrebszellen am Wachstum hindert. Bei einem Versuch mit Ratten erhielt eine Gruppe Ratten mit MSM angereicherte Nahrung. Die zweite Gruppe Ratten erhielt übliches Futter. Nach der präventiven Behandlung der MSM-Gruppe wurden beiden Gruppen mit einer krebserregenden Substanz gefüttert. Bei den Untersuchungen der Ratten stellte man fest, dass die Anzahl und auch die Größe der Tumore keine nennenswerten Unterschiede aufwiesen. Doch die Tumore wurden in einem sehr großen Zeitabstand zwischen den Gruppen entdeckt. Die mit MSM gefütterten Tiere erkrankten rund 100 Tage später als die Gruppe, die kein MSM-Futter erhielt. Auf die Lebensjahre eines Menschen umgerechnet sind diese 100 Tage zehn Menschenjahre.

STRESS

Ein besonders positiver Effekt, der durch die Einnahme von MSM entsteht, ist die Linderung von Stress und wie wir auf ihn reagieren. Viele Anwender berichten über mehr Ausdauer, mehr Lebensenergie und Ausgeglichenheit im Alltag. Es ist erwiesen, dass ein Körper, der einen ausgeglichenen Schwefelgehalt hat, viel besser mit Stresshormonen umgehen kann. In der heutigen Zeit stehen viele Menschen unter Stress. Stresshormone werden von unserem Körper in rasanter Schnelligkeit gebildet, doch richtig abbauen kann er sie nur mit ausreichend vorhandenem Schwefel.

Das hat zur Folge, dass der Körper nach der Bildung von Stresshormonen zu lange unter ihrer Wirkung steht. Und lang anhaltender Stress ist nachweislich Gift für den Körper und die Seele. Bei langfristiger Einnahme kann das Stresslevel also durch den schnelleren Abbau der aufkommenden Stresshormone auf ein niedrigeres Level gesenkt werden. Dadurch fühlen wir uns ausgeglichener und stressfreier. Auch eine Stress-Studie mit Fischen hat gezeigt, dass MSM eine Stressregulierende Wirkung hat. Bei der Studie wurden 50 Goldfische in zwei Gruppen aufgeteilt. 25 Fische erhielten mit MSM angereichertes Futter. Nach einiger Zeit wurden beide Gruppen in zwei kleine, identische Aquarien umgefüllt. Die kleinen Aquarien sollten bei den Fischen durch eingeschränkten Bewegungsradius und Temperaturschwankungen Stress auslösen. Aus der Gruppe, die MSM-reiches Futter bekam, starb nach fünf Tagen nur ein Fisch von 25. In der Kontrollgruppe starben 11 Fische.

Viele Ärzte und Heilpraktiker sind der Überzeugung, dass MSM auch im Tierreich angewendet werden sollte. Beispielsweise könnte die Gabe von Antibiotika in der Rinderzucht gänzlich eingestellt werden, wenn die Tiere stattdessen MSM-reiches Futter erhalten. So wird stressbedingten Krankheiten der Tiere vorgebeugt und es entstehen keine Antibiotikaresistenzen mehr. Mit diesem Handeln würden wir nicht nur bei den Tieren, sondern auch uns Menschen einen großen gesundheitlichen Schaden verhindern. Es herrscht seit Jahren eine stille Pandemie, die sich Antibiotikaresistenz nennt. Diese könnte vielleicht mit MSM gestoppt werden.

LUNGEN-FEHLFUNKTIONEN

Die bereits erwähnte Elastizität der Zellmembranen, die durch MSM entsteht, wirkt sich auch in den Lungen aus. Wenn die Membranen und der Blutkreislauf flexibel sind, kann die Lunge besser Sauerstoff aufnehmen und ihn dort hinführen, wo wir ihn brauchen. Menschen mit einer Lungen-Fehlfunktion wurden in einer Studie mit MSM behandelt. Einige der Patienten litten bereits an Tumoren oder Emphysemen. Hierbei wurden verschiedene Dosen von 500 bis zu 1500 mg täglich eingesetzt. Zu Beginn der Studie wurde mit den Patienten ein kleiner Sporttest gemacht, nach vier Wochen MSM-Behandlung wurde der Sporttest wiederholt und die Ärzte stellten fest, dass fünf von sieben Patienten ihr Fitnesslevel verdoppelt hatten.

DIABETES

Auch bei der Stoffwechselerkrankung Diabetes hat MSM eine positive Wirkung. Da Schwefel ein Bestandteil von Insulin ist, ist es auch ein entscheidender Mitwirker bei den Stoffwechselprozessen der Bauchspeicheldrüse. In einer Studie von Patrick MCGean wurde nachgewiesen, dass MSM die Insulinproduktion steigern kann. So konnten Patienten die Insulingabe um einen großen Teil reduzieren oder sogar ganz einstellen. Wenn Sie also unter Diabetes leiden, ergibt es Sinn, MSM als Nahrungsergänzung zu sich zu nehmen und mit Ihrem behandelnden Arzt darüber zu sprechen.

Ebenso lässt sich MSM als vorbeugendes Mittel gegen Diabetes einsetzen. Hierzu wurde ebenfalls eine sehr interessante und aufschlussreiche Studie veröffentlicht. Im Rahmen dieser Studie wurden fettleibige Mäuse regelmäßig mit MSM behandelt. Nach bereits zwei Monaten stellten die Forscher fest, dass die Fettleibigkeit der Mäuse zurückging und der Blutzuckerspiegel der Mäuse gesunken war. Auch die Cholesterin- und Triglyceridspiegel im Blut der Mäuse waren wieder reguliert. Hier ist jedoch zu erwähnen, dass nur Mäuse, deren Fettleibigkeit durch fett- und zuckerhaltiges Futter entstanden war, positive Ergebnisse in der Studie zeigten. Mäuse, die an genetisch bedingter Fettleibigkeit litten, hatten keine positiven

Ergebnisse. Ihre Blutwerte ließen sich durch das MSM nicht verbessern.

Entgiftung

Unserem Körper werden täglich massenhaft Schad- und Giftstoffe zugeführt. Teilweise nehmen wir diese zu uns, ohne es zu merken, manchmal nehmen wir sie durch ungesunde Nahrung zu uns. Von allen Stoffen, die ungesund für unseren Körper sind, muss sich unser Körper wieder befreien und das tut er mit Entgiftung. Die Leber ist dabei das Entgiftungszentrum in unserem Körper, doch auch jede andere Zelle in unserem Körper entgiftet ihn. Hier kommt wieder Glutathion mit ins Spiel, jede Zelle braucht Glutathion, um Entgiftungsprozesse durchführen zu können. Und ohne Schwefel stellt der Körper kein Glutathion her. Demnach kann unser Körper ohne Schwefel keine Entgiftung durchführen. MSM unterstützt die Leber und jede einzelne Zelle des Körpers bei der Entgiftung. Die Zellen können die Giftstoffe wieder besser aus dem Körper schleusen.

Einige Untersuchungen haben ergeben, dass dieser Entgiftungsprozess auch auf neurologische Erkrankungen eine positive Wirkung hat. Das MSM überwindet die Brücke zwischen Gehirn und Blutbahn und macht die Zellmembranen flexibler, wodurch die Gift- und Schadstoffe besser aus dem Gehirn und dem Blut geschleust werden können. Forscher gehen davon aus, dass MSM eine präventive Wirkung gegen Alzheimer und andere neurologische Erkrankungen hat. Das Gehirn kann bei langer und regelmäßiger Versorgung mit MSM schlichtweg sauberer arbeiten. Außerdem hat es eine regenerierende Wirkung auf das Hormon Dopamin und Melanin. Diese beiden sind die wichtigsten Hormone, wenn es um Ruhe und Schlaf geht. Mit einem ausgeglichenem Schwefelgehalt im Körper sorgen Sie also für einen gesunden Schlaf und ein gesundes Gehirn.

DMSO und MSM kombinieren

Eine Kombination von DMSO und MSM ist grundsätzlich eine gute Idee und auch kein Problem, da die Substanzen quasi miteinander verwandt sind. Gerade bei chronischen Erkrankungen der Gelenke, wie beispielsweise Arthrose, ist diese Möglichkeit der Behandlung eine gute Wahl. Patienten mit Arthrose müssen häufig eine Vielzahl an Medikamenten zu sich nehmen. Um die Dosierung der Medikamente zu verringern, bietet sich das DMSO an, es verstärkt die Wirkung der Medikamente, weshalb die Patienten weniger davon nehmen müssen. Gleichzeitig wirkt das DMSO schmerz- und entzündungslindernd. Das MSM dringt durch das DMSO schnell und tief in die Gelenke ein und sorgt dort für einen geschmeidigeren Ablauf und die Bildung neuer Zellen und Glutathion. Bei chronischen und schweren Erkrankungen sollte vor solchen Behandlungen immer mit dem behandelnden Arzt Rücksprache gehalten werden. Die verordneten Medikamente sollten in keinem Fall ohne ärztliche Zustimmung herunterdosiert oder umgestellt werden.

Gut zu wissen

ENTGIFTUNGS-SYMPTOME UND ERSTVERSCHLIMMERUNG

Das Nahrungsergänzungsmittel MSM ist nicht giftig, sondern besonders wichtig und heilsam für unseren Körper. Die Einnahme von MSM ist an Menschen und Tieren getestet und stellt keine Gefahr dar. Trotzdem berichten einige Anwender über Nebenwirkungen, die aber aus medizinischer Sicht nicht als Nebenwirkungen, sondern als Reaktion des Körpers gesehen werden sollten. Bei einer Entgiftung beispielsweise reagiert der Körper auf das Ausschwemmen der Giftstoffe. Das kann nicht immer angenehm sein. Einige Symptome bei Entgiftungen können Durchfall, leichte Hautausschläge oder Müdigkeit sein. Grundsätzlich gilt, je stärker diese Symptome während einer Entgiftung sind, desto stärker sind auch die Entgiftungserfolge.

Auch eine Erstverschlimmerung der Symptome kann zu Beginn der Einnahme auftreten. Einige wenige Anwender berichten ein bis zwei Tage nach Beginn der Gabe von MSM über Bauchschmerzen sowie Übelkeit. Diese Reaktionen sind, wie oben beschrieben, erste Entgiftungserscheinungen, manche Menschen reagieren sensibler als andere. Weshalb diese Reaktionen grundsätzlich nicht auftreten müssen. Falls Sie sich in den ersten Tagen nicht wohlfühlen, halbieren Sie die Dosis des MSMs oder machen Sie fünf Tage Pause und fangen Sie danach wieder neu an. Bei einer erneuten Einnahme sind dann keine Reaktionen mehr zu erwarten, da Ihr Körper die Schwefelverbindung jetzt schon kennt.

Trotzdem gibt es einige Dinge zu beachten: Menschen, die blutverdünnenden Medikamente einnehmen, sollten kein MSM zu sich nehmen. Auch Schwangere, Stillende, Kinder und Jugendliche unter 18 Jahren sollten MSM nicht ohne vorherige Rücksprache mit einem Arzt einnehmen. Die gängigen Dosierungen liegen zwischen 500 mg bis 4 Gramm täglich. Diese sollten nicht überschritten werden, um körperliche Reaktionen wie Übelkeit oder Durchfall zu vermeiden.

MSM ALS PFLEGEPRODUKT

Auf dem Markt gibt es neben dem Pulver und den Kapseln als Nahrungsergänzungsmittel auch Pflegeprodukte mit MSM zu kaufen. Es gibt verschiedene Gele oder Lotionen für die Körper- und Gesichtspflege. Besonders für reife oder sehr trockene Haut sind Pflegeprodukte mit MSM zu empfehlen. Der enthaltene Schwefel regt den Stoffwechsel an. Die Haut wird besser durchblutet, wodurch sie straffer und frischer aussieht. Gleichzeitig sorgen zusätzlich pflegende Bestandteile in den Produkten für ausreichende Feuchtigkeit in der Haut. Dadurch wird die natürliche Hautbarriere wiederhergestellt und so vor Trockenheit und Irritationen geschützt. Die Produkte sollen meist ein- bis zweimal täglich dünn auf die Haut oder das Gesicht aufgetragen werden.

MSM FÜR SPORTLER

Wie Sie nun bereits wissen, ist MSM nachweislich für die Regeneration von Knochen, Knorpelgewebe, Sehnen und Muskeln zuständig. Das bietet nicht nur bei alltäglicher Belastung Schutz, sondern auch Sportler können bestens von dieser Wirkung profitieren. Bei regelmäßiger Einnahme wirkt das MSM präventiv gegen Muskelverletzungen, die tief in den Muskelzellen stattfinden. Außerdem kann es in einem akuten Zustand der Belastung der Muskeln, also einer Sporteinheit, einem Wettkampf oder Triathlon die Ausscheidung der Milchsäure in den Muskelzellen fördern. Dadurch wird Muskelkater vorgebeugt, wodurch Sportler eine kürzere Erholungsphase haben und schneller wieder fit für die nächste Sporteinheit sind.

Doch nicht nur als präventives Mittel, sondern auch als akutes Hilfsmittel bei Sportverletzungen ist MSM für Sportler geeignet, beispielsweise bei stumpfen Verletzungen wie Prellungen, Stauchungen, Zerrungen. Aber auch bei entzündeten Gelenken oder Bänderrissen bietet der Schwefel schnelle Abhilfe. Hier ist eine Kombination als

Nahrungsergänzungsmittel und einem Gel die vielversprechendste Variante der Behandlung.

Viele Sportler, die Erfahrung in der Anwendung mit MSM haben, berichten von einer verbesserten Wirkung, wenn sie MSM gemeinsam mit Glucosamin einnehmen. Glucosamin ist ein natürlicher Aminozucker, der auch in den Gelenkkapseln und der Gelenkschmiere zu finden ist. Es ist genau wie der Schwefel für die Flexibilität und die Stabilität der Gelenke zuständig. Die beiden Stoffe verbessern bei gemeinsamer Aufnahme ihre Wirkung gegenseitig.

Anwendung bei Hunden

Ähnlich wie das DMSO eignet sich auch MSM für die Anwendung bei Tieren. So wie der menschliche Körper enthält auch der Körper eines Hundes bereits sehr viel Schwefel. Auch hier gilt: Der Körper kann den Schwefel nicht selbst herstellen und muss ihn durch die Nahrung aufnehmen. Genau wie beim Menschen hilft es den Vierbeinern beispielsweise bei Arthrose, die Entzündungen der Gelenke zu mildern und das vorhandene Knorpelgewebe zu stärken.

Der Markt bietet eine breite Palette an Produkten, die auf Tiere abgestimmt sind. Sollten Sie das MSM als reines präventives Mittel einsetzen wollen, halten Sie sich an die angegebenen Dosierungsempfehlungen der Produkte. Wenn Ihr Tier unter sehr starken Beschwerden durch beispielsweise Arthrose leidet oder bereits Medikamente einnimmt, sprechen Sie zunächst mit Ihrem Tierarzt über die Behandlung mit MSM. Auch hier gilt: MSM ist kein Behandlungsmittel gegen chronisch entzündliche Erkrankungen wie Arthrose und sollte nur als begleitendes Naturheilmittel bzw. Nahrungsergänzungsmittel gesehen werden. Und auch bei Hunden können zu Beginn einer Behandlung mit MSM leichte Reaktionen wie Durchfall, vermehrter Stuhlgang oder Blähungen auftreten. Beobachten Sie Ihren Hund während der MSM-Einnahme und brechen Sie die Behandlung ab, wenn Sie das Gefühl haben, dass es Ihrem Vierbeiner nicht gut geht.

DMSO und MSM sind natürliche Substanzen, die bereits in unserem Körper vorhanden sind. Schwefel ist eine lebensnotwendige Substanz, die wir unserem Körper nicht vorenthalten dürfen. In der Naturheilkunde werden beide Mittel bereits seit Jahren erfolgreich für präventive Maßnahmen oder Behandlungen schwerer Erkrankungen erfolgreich angewendet.

Die Naturprodukte stehen uns in großem Maße zur Verfügung, wir sollten nicht scheuen, sie einzusetzen und unserem Körper etwas Gutes zu tun.

Herstellung und Verlag:

BoD – Books on Demand, Norderstedt

ISBN: 9783756861446

© Felix Dreier 2022

1. Auflage

Kontakt: Psiana eCom UG/ Berumer Str. 44/ 26844 Jemgum

Covergestaltung: Fenna Larsson

Coverfoto: depositphotos.com

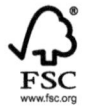

FSC
www.fsc.org

MIX

Papier aus ver-
antwortungsvollen
Quellen
Paper from
responsible sources

FSC® C105338